CONTRIBUTION A L'ÉTUDE

DE LA

TORSION DU PÉDICULE

DES KYSTES DE L'OVAIRE

PAR

LE Dr P. GUICHARD

LYON

A. REY, IMPRIMEUR DE LA FACULTÉ DE MÉDECINE

4, RUE GENTIL, 4

1895

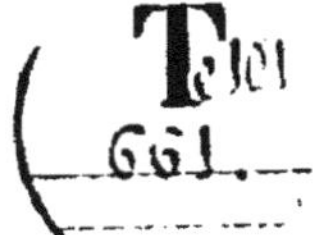

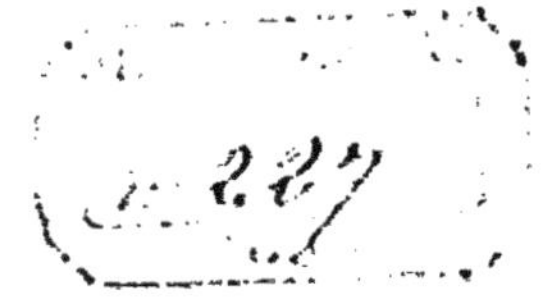

CONTRIBUTION A L'ÉTUDE

DE LA

TORSION DU PEDICULE

DES KYSTES DE L'OVAIRE

CONTRIBUTION A L'ÉTUDE

DE LA

TORSION DU PÉDICULE

DES KYSTES DE L'OVAIRE

PAR

LE Dr P. GUICHARD

LYON

A. REY, IMPRIMEUR DE LA FACULTÉ DE MÉDECINE

4, RUE GENTIL, 4

1895

INTRODUCTION

En suivant le service de M. Auguste Pollosson nous avons eu l'occasion de voir dans ces dernières années deux opérations de kystes de l'ovaire avec torsion du pédicule ; en outre de ces deux cas, ce chirurgien nous a communiqué une troisième observation relative à un cas opéré dans sa clientèle.

Nous avons songé à profiter de ces observations pour en faire le sujet de notre thèse inaugurale et nous avons fait des recherches historiques sur la question.

Nous avons pu voir que ce sujet, devenu classique depuis les travaux de Rokitansky, avait pris une importance toute nouvelle dans ces dernières années, depuis que la chirurgie abdominale est venue fournir des observations.

Nous avons vu qu'en France, le sujet avait été traité

dans deux thèses récentes de la Faculté de Paris, l'une due à M. Parizot datant de 1886, l'autre due à M. Mouls datant de 1890. Ces deux travaux sont basés sur un certain nombre d'observations fort intéressantes, dont les auteurs ont tiré le meilleur parti, au point de vue de la description des accidents auxquels donne lieu la torsion du pédicule.

L'existence de ces deux mémoires nous a conduit à limiter notre sujet ; nous nous sommes borné à rassembler dans notre thèse les observations qui n'étaient pas consignées dans les travaux que nous venons de citer, et les observations postérieures à la thèse de Mouls. Nous sommes arrivé ainsi à réunir seize cas, que nous nous sommes efforcé d'analyser, pour en tirer des conclusions, au point de vue de l'étiologie, de l'anatomie pathologique, de la symptomatologie et du diagnostic.

Notre part dans ce travail, nous devons l'avouer, a été bien modeste, aussi tout le mérite en revient-il à notre jeune et distingué maître, M. le professeur agrégé Auguste Pollosson ; c'est lui en effet, qui par ses savants conseils et par les observations intéressantes, qu'il nous a communiquées, nous a permis de mener à bien notre travail. Bien des fois il nous a donné des marques de son intérêt ; en le remerciant nous éprouvons une grande satisfaction, mais nous jugeons notre dette insuffisamment payée.

M. Maurice Pollosson, en acceptant la présidence de

notre thèse, nous a fait un grand honneur; comme président et comme professeur de médecine opératoire, qu'il agrée l'hommage de notre gratitude la plus vive.

Nous avons souvent fait appel, pendant le cours de nos études, à la bienveillance de M. le professeur Arloing, elle ne nous a jamais été refusée; nous sommes heureux de lui témoigner toute notre reconnaissance.

M. Lannois, étudiant en médecine, nous a prêté obligeamment son concours pour la traduction de nos observations anglaises, nous l'en remercions et conservons de lui un excellent souvenir.

CONTRIBUTION A L'ÉTUDE

DE LA

TORSION DU PÉDICULE

DES KYSTES DE L'OVAIRE

CHAPITRE PREMIER

Etiologie.

Si nous consultons les seize observations que nous avons rapportées nous voyons, que l'âge de la malade ne paraît pas avoir une grosse importance et que les phénomènes de torsion du pédicule peuvent se produire chez des jeunes filles de dix-neuf à vingt ans, quelle peut également se montrer pendant toute la période génitale, et qu'enfin on peut l'observer même après la ménopause, jusque vers l'âge de soixante ans.

La question du volume des kystes ne donne également rien de particulièrement notable comme importance; sur nos seize cas nous en trouvons trois, dont le volume est celui d'une tête de fœtus; au contraire, dans toutes les autres observations nous voyons des kystes de volume moyen atteignant ou dépassant l'ombilic et dans plusieurs cas, il s'agit de tumeurs très volumineuses donnant lieu même à de la gêne respiratoire. Il est vrai, que dans certains cas, le kyste semble avoir subi un accroissement notable immédiatement après la torsion.

Au point de vue de la longueur du pédicule, nous ne voyons rien de remarquable à signaler ; il est évident toutefois, que souvent la trompe se trouve dans une indépendance relative par rapport au ligament large puisqu'elle fait partie du pédicule.

On considère l'absence d'adhérences du kyste comme prédisposant à la torsion ; les observations que nous avons réunies montrent que le plus souvent en effet le kyste est complètement libre ou qu'il présente seulement des adhérences molles, récentes et postérieures à la torsion. Mais dans quatre cas, nous constatons des adhérences assez solides ; elles sont particulièrement marquées dans l'observation de M. Duplay et ce chirurgien a d'ailleurs insisté sur le rôle favorisant que les adhérences d'un lobe pouvaient fournir, l'autre lobe du kyste continuant à se développer.

Dans deux cas il semble que la ponction d'un kyste de l'ovaire ait favorisé la torsion.

L'influence de la grossesse paraît évidente ; nous trouvons, en effet, sur nos 16 cas, quatre observations, celles de Veit et de Tédenat, une de Simpson et une de M. Auguste Pollosson, dans lesquelles les symptômes de la torsion du pédicule sont apparus pendant une grossesse ou immédiatement après l'accouchement. Cette cause de torsion est d'ailleurs facile à comprendre, car le développement progressif de l'utérus pendant la grossesse inprime au kyste un déplacement considérable, et, d'autre part, le retrait de la matrice après l'accouchement occasionne un nouveau déplacement plus considérable encore et plus brusque.

Une autre cause pathogénique, qui nous semble avoir une importance, c'est l'apparition des règles. Nous voyons dans certains cas les poussées douloureuses coïncider avec les périodes menstruelles ; mais il est possible dans ces cas que les menstruations n'aient pas, à proprement parler, favorisé la torsion et qu'elles aient été simplement la cause de phénomènes de congestion, créant une symptomatologie à des kystes antérieurement latents.

A côté de ces diverses causes, nous voyons que bien souvent les symptômes de torsion du pédicule, sont apparus sans cause occasionnelle, sans qu'un traumatisme vienne expliquer un déplacement de la tumeur.

CHAPITRE II

Anatomie et physiologie pathologiques.

Les kystes dont le pédicule est tordu peuvent être d'un volume quelconque, leur pédicule est dans tous les cas relativement long et relativement étroit. Un fait nous a particulièrement frappé, c'est que dans un grand nombre de cas la trompe fait partie du pédicule et la torsion a lieu tout près de la corne utérine. Cette disposition qui d'ailleurs a été antérieurement signalée, se trouve nettement indiquée dans six de nos observations et il est possible qu'elle ait existé plus souvent, sans qu'on en ait noté la présence, car dans beaucoup de cas que nous rapportons, il n'y a pas de description du pédicule. Il est probable que cette présence de la trompe correspond à une disposition particulière de cet organe. On sait, en effet, qu'à l'état normal, la trompe peut être comprise dans toute sa longueur dans l'aileron moyen du ligament large; elle présente alors une grande fixité. Dans d'autres circonstances la trompe est relativement libre, sa portion interne étant seule fixée par un repli péritonéal et sa portion externe étant au contraire pourvue d'une grande mobilité ; cette dernière disposition doit probablement favoriser l'inclusion de la trompe dans le pédicule tordu, et elle semble avoir encore une importance au point de vue des vaisseaux du pédicule : ceux-ci sont évidemment plus nombreux et plus importants dans un pédicule comprenant la trompe, que si les vaisseaux ovariens seuls arrivaient à la tumeur.

On constate assez souvent que les kystes sont développés aux dépens de l'ovaire gauche et cependant sont situés à droite de l'utérus ou inversement ; cette inversion peut s'observer avec des kystes petits ou des kystes volumineux. Lorsqu'on la rencontre avec des kystes petits, on peut admettre que la tumeur très mobile vient de se déplacer et que dans ce déplacement son pédicule s'est tordu ; dans les cas au contraire, où il s'agit de tumeurs volumineuses. l'hypothèse d'un déplacement récent n'est plus admissible, on est forcé d'admettre que le changement de position de la tumeur s'est fait à un moment où elle était de petit volume, que la tumeur s'est développée dans cette place anormale et que la torsion du pédicule s'est constituée ou s'est exagérée secondairement et progressivement par le fait même de l'accroissement du kyste.

La possibilité de la torsion lente et progressive du pédicule par le développement irrégulier de la tumeur est encore mieux établie par les cas où des adhérences fixent un des lobes on une des parties du kyste ; dans ces cas, en effet, il n'y a pas de grands déplacements possibles, mais le développement d'une partie de la tumeur peut amener une bascule autour du point fixé et, de ce fait, exagérer une torsion commencée.

Le degré de torsion nécessaire pour donner des symptômes est d'ailleurs très variable et impossible à préciser : on peut rencontrer des kystes dont le pédicule plusieurs fois tordu sur lui-même n'a donné lieu à aucun accident, à aucun symptôme, à aucune modification de la tumeur ; on peut au contraire avec un demi-tour de torsion observer des symptômes caractéristiques et des modifications anatomiques spéciales. La torsion produit des accidents lorsqu'elle apporte une gêne à la circulation et cette gêne peut être due dans certains cas à un déplacement très modéré.

D'après ces réflexions on comprend qu'une torsion existant depuis longtemps, mais à l'état latent, puisse donner des lésions et des symptômes, lorsqu'une cause vient l'exagérer même faiblement : nous croyons que telle est la condition réalisée quand la torsion doit être rattachée au développement irrégulier de la masse kystique.

La physiologie pathologique des accidents de torsion indiquerait donc deux modes : la torsion relativement brusque due aux déplacements et la torsion plus lente due au développement irrégulier.

La torsion détermine des lésions du côté de la tumeur ; il s'agit toujours de lésions congestives ou de lésions hémorragiques. La torsion agit en effet en produisant des troubles circulaires analogues à ceux que pourrait produire une ligature plus ou moins serrée du pédicule ; si le nombre des tours de spire est plus considérable la circulation pourra être interrompue complètement et l'on aura un sphacèle de la tumeur : nous n'avons pas dans nos observations d'exemple de ce genre, mais ce fait a été plusieurs fois observé par d'autres auteurs. Le plus souvent la gêne circulatoire est incomplète, mais la circulation veineuse seule est abolie ou ralentie, tandis que la circulation artérielle continue à se faire ; rien d'étonnant à ce que les parois veineuses moins résistantes se laissent plus facilement affaisser que les parois artérielles dont la structure offre plus de résistance.

La stase veineuse donnera tout d'abord des phénomènes de congestion des parois kystiques et la surface du kyste prendra un aspect foncé violet ou noirâtre ; puis ces parois deviendront œdémateuses et par conséquent plus épaisses ; des hémorragies interstitielles ne tarderont pas à se produire on voit alors les parois présenter une épaisseur qui peut aller de 1 à 3 centimètres ; elles sont œdématiées et prennent une coloration noirâtre dans toute leur épaisseur ; à cette phase les lésions sont encore localisées aux parois du kyste, dont le contenu est encore normal, citons l'observation de M. Tédenat où le liquide avait un aspect citrin. Bientôt les hémorragies pariétales se feront jour sur la face interne de la tumeur dans la cavité et le liquide subira des modifications de couleur ; il pourra être très légèrement teinté ou bien au contraire offrira une coloration franchement hémorragique. Le plus souvent le liquide, bien qu'épaissi reste fluide dans sa totalité ; mais dans certains cas l'abondance du sang épanché peut donner naissance à des caillots mous et noirâtres qui se déposent dans les parties déclives. Les phénomènes d'œdème et les hémorragies agissent toujours de manière à augmenter la tension du kyste, mais dans certaines circonstances l'abondance de l'hémorragie peut donner lieu à une augmentation de volume brusque et considérable.

La face externe du kyste réagit par la production d'une inflammation légère de la surface de la tumeur et du péritoine contigu et des adhérences molles se forment rapidement.

Le pédicule est également œdématié, congestionné et tuméfié. La congestion peut aboutir à la thrombose des veines du pédicule, comme cela est signalé dans une de nos observations. La tuméfaction devient parfois considérable surtout lorsque la trompe fait partie du pédicule; cet organe est alors difficilement reconnaissable ainsi qu'on peut s'en rendre compte surtout dans la dernière observation de M. Auguste Pollosson ; dans ce cas en effet, la trompe présentait le volume d'une anse d'intestin grêle fortement congestionnée.

Au niveau même où s'est faite la torsion, les lésions inflammatoires peuvent être plus prononcées, il existe quelquefois en ce point des lésions de péritonite avec exsudat, c'est évidemment là le point où la gangrène est le plus menaçante.

CHAPITRE III

Symptômes et Diagnostic.

On a l'habitude de considérer deux types cliniques au point de vue de la symptomatologie de la torsion du pédicule; l'un des types correspond aux cas de torsion brusque, l'autre correspond aux cas de torsion lente.

On caractérise les cas de torsion brusque par la soudaineté du début et l'intensité des premiers symptômes; on pourrait croire qu'il s'agit d'une péritonite par perforation intestinale, d'autres fois on pourrait penser à une hémorragie interne.

Les cas où la torsion s'est faite lentement sont caractérisés au contraire par des douleurs subaiguës, intermittentes parfois progressives et donnent en somme la symptomatologie d'une péritonite localisée.

Ces divisions classiques sont évidemment souvent justifiées et l'on peut trouver des observations qui rentrent nettement dans l'un ou l'autre groupe.

En étudiant les seize cas que nous avons réunis, nous avons vu que leur classement dans les cadres sus-indiqués était difficile et souvent même impossible. Dans cette question comme dans beaucoup d''autres, la clinique est moins nette que la pathologie.

Il est des cas dans lesquels une symptomatologie primitivement effrayante est suivie d'une période d'accalmie ou d'amélioration passagères ; on peut par contre trouver des observations caractérisées par des symptômes légers et espacés et dans lesquelles surviennent brusquement des phénomènes inquiétants. En somme, l'histoire de la torsion du pédicule présente des types cliniques très variés dont la différenciation dépend non seulement de la brusquerie de la torsion, mais encore du volume de la tumeur, de l'âge de la malade et d'une série de conditions accessoires.

Ce diagnostic peut d'ailleurs être fait antérieurement aux symptômes de torsion ou bien au moment même où cette complication se manifeste.

Lorsque la constatation du kyste de l'ovaire a été faite antérieurement, la symptomatologie de la torsion consiste dans l'apparition de manifestations anormales qu'il faut interpréter. Ce sont avant tout des symptômes douloureux qui apparaissent ; ces douleurs siègent tout d'abord au niveau du kyste lui-même et s'irradient à une certaine distance dans le cas seulement où elles deviennent violentes ; leur siège primitif est donc dans la partie inférieure de l'abdomen quelquefois même avec prédominance d'un côté ; des irradiations peuvent se faire dans les reins, dans les cuisses et dans la totalité de l'abdomen, ces douleurs viennent le plus souvent par crises dont les intervalles sont très variables, tantôt ce sont quelques jours seulement, tantôt ce sont plusieurs mois qui séparent ces périodes de douleurs. La durée des crises est en général d'un jour ou deux, sauf dans les cas très aigus où elles peuvent subsister plusieurs semaines; les douleurs sont assez intenses pour nécessiter le séjour au lit; d'une manière générale, elles sont plus vives au début de la crise et vont en s'atténuant jusqu'à la fin; cela est vrai surtout pour les crises de moyenne ou de faible intensité.

Si l'on compare entre elles plusieurs périodes douloureuses, on voit qu'elles peuvent différer beaucoup dans leur durée et dans leur intensité, en général, c'est une aggravation progressive que l'on observe.

Les manifestations douloureuses surviennent quelquefois sans cause occasionnelle, dans d'autres circonstances, elles sont expliquées par un travail fatigant ou par un mouvement brusque, ou par un traumatisme; dans un bon nombre de nos observations la coïncidence de ces manifestations avec l'apparition des règles est évidente. Doit-on admettre alors que la congestion menstruelle a produit la torsion du pédicule? Nous ne le pensons pas et il nous semble plus logique de croire que dans ces cas la torsion du pédicule préexistait et que la congestion menstruelle est venue simplement accroître les troubles circulatoires au niveau du pédicule.

Quelquefois c'est pendant une grossesse qu'apparaissent pour la première fois les phénomènes douloureux; dans d'autres cas ils se manifestent immédiatement après l'accouchement.

Lorsque les crises douloureuses sont modérées, elles peuvent ne s'accompagner d'aucun autre symptôme; lorsqu'elles sont plus violentes, elles coïncident avec des manifestations variées et revêtent le type de poussées de péritonite ; on voit apparaître alors du ballonnement abdominal, une constipation absolue et surtout des vomissements.

L'état général devient alors mauvais, le facies est grippé, le pouls petit et rapide ; si l'on demande alors des renseignements à la température on s'aperçoit qu'ils sont à peu près négatifs ; dans quelques-unes de nos observations nous trouvons indiquée pourtant une élévation thermique, mais qui ne dépasse pas 38°,4 et 38°,5.

Ces manifestations pseudo-péritonitiques peuvent d'ailleurs se présenter avec des intensités variables et dans les cas graves on a sous les yeux le type d'une péritonite ou d'une obstruction intestinale.

Si l'on examine le kyste lui-même, on constate que son développement est rapide, sa marche présente donc une allure de malignité ; parfois un accroissement considérable se fait avec une véritable brusquerie et dans ces cas on observe toujours une forte tension du kyste.

Cette augmentation brusque de volume et de tension correspond évidemment à un épanchement sanguin intra-kystique ; cette modification de la tumeur provoquera surtout des phénomènes douloureux si le kyste est petit ; mais s'il est volumineux, son augmentation pourra atteindre des proportions considérables : il en résultera alors une gêne respiratoire ; en outre, l'épanchement d'une quantité abondante de sang dans l'intérieur du kyste pourra produire les symptômes d'une hémorragie interne. C'est surtout avec les tumeurs volumineuses que la torsion donnera lieu à une altération marquée de l'état général, cela est dû précisément à l'abondance du sang.

Si l'on étudie les rapports qui existent entre les poussées douloureuses et la menstruation, on voit des modifications variées : tantôt comme dans une des observations de Simpson, on reconnait une aménorrhée de deux mois; tantôt, comme dans une des observations de M. Auguste Pollosson, on constate des irrégularités dans l'abondance et la durée des écoulements menstruels. Rappelons la coïncidence fréquente que nous avons déjà signalée entre l'apparition des règles et les symptômes de péritonite. Parmi les cas de torsion du pédicule observés après la ménopause nous trouvons une observation de Schwartz où des accidents de torsion s'accompagnèrent d'une réapparition de pertes sanguines utérines et cela à deux reprises différentes.

Si l'on cherche les rapports de l'utérus avec la partie inférieure du kyste, on constate souvent une déviation latérale du corps de l'utérus. Ce signe a une valeur importante et a dans certains cas beaucoup aidé pour établir le diagnostic.

Dans les cas que nous venons d'énumérer, il s'agit simplement d'interpréter les accidents survenus pendant l'évolution d'un kyste ovarien diagnostiqué : on doit songer toujours à la possibilité d'une torsion du pédicule. Lorsqu'on voit se produire des poussées douloureuses avec péritonisme et lorsqu'on constate en même temps une augmentation de volume et de tension de la tumeur primitive, on peut presque affirmer qu'il s'agit d'une torsion du pédicule, à moins qu'une ponction du kyste n'ait été faite et n'ait occasionné une inflammation intra-kystique ou une hémorragie.

Dans certains cas on est appelé à constater la présence

d'un kyste de l'ovaire à l'occasion seulement des accidents provoqués par la torsion, le diagnostic est alors plus difficile; mais si l'on reconnait dans l'abdomen l'existence d'une tumeur kystique, ignorée précédemment de la malade, on doit songer qu'il s'agit d'une tumeur préexistante dont la brusque augmentation a révélé la présence et l'existence d'une torsion du pédicule deviendra alors très probable.

Il est des cas dans lesquels le diagnostic a été fait en pratiquant une ponction ; l'issue d'un liquide sanglant a démontré la production d'une hémorragie intra-kystique et par conséquent du principal caractère anatomo-pathologique de la torsion du pédicule. Nous verrons plus loin à propos du traitement, ce qu'il faut penser de la ponction dans de semblables circonstances.

Il y a certainement des cas où, l'existence d'un kyste de l'ovaire étant reconnue, la pathogénie des accidents observés restera douteuse; si les symptômes de péritonisme sont très graves, on pourra songer par exemple à une obstruction intestinale d'origine inconnue ou encore à une obstruction par compression due au kyste. Cette erreur d'interprétation ou ce défaut de diagnostic ne devront pas avoir de conséquences graves au point de vue de la malade, car un diagnostic d'obstruction comporte une intervention opératoire et cette intervention doit être la laparotomie. On ne manquera pas dès lors de faire le diagnostic pendant l'opération, et on s'adressera forcément à la cause des symptômes, en débarrassant la femme de son kyste. Dans des cas semblables, la seule recommandation qu'on puisse faire, c'est de songer à la possibilité d'une torsion du pédicule.

Tous les cas les plus difficiles et en même temps les plus dangereux sont ceux dans lesquels un kyste de moyen volume étant reconnu, on croit par erreur pouvoir attribuer les symptômes d'obstruction à une autre cause précise; la dernière observation de M. Auguste Pollosson nous en montre un exemple : ayant constaté un kyste de moyen volume et trouvant en même temps dans l'aine droite une tumeur qui simulait une hernie, ce chirurgien crut devoir attribuer à la tumeur inguinale les symptômes d'obstruction et ce fut seulement pendant l'intervention que le diagnostic véritable fut posé. La malade n'eut heureusement pas à pâtir de l'erreur primitive d'interprétation. Nous pouvons citer une observation analogue de Lawson Tait. Ce chirurgien fut appelé auprès d'une dame âgée de 48 ans, qui présentait depuis deux jours les symptômes d'une hernie crurale étranglée; kélotomie, réduction facile de l'intestin; la malade succomba cinq jours après ; à l'autopsie on trouva une tumeur kystique de l'ovaire partiellement gangrénée et dont le pédicule était plusieurs fois tordu sur lui-même. C'était le premier cas de ce genre observé par Tait qui s'exprime ainsi : « Il fit sur moi-même une vive impression; si jamais je me trouvais en présence des mêmes symptômes chez une autre femme et si je pouvais découvrir l'existence d'une tumeur, je me promets de ne pas hésiter à tenter de l'enlever. »

Il est maintenant des cas où le diagnostic du kyste ovarien lui-même est difficile et reste hésitant : c'est lorsqu'il s'agit d'une tumeur de petit volume encore enclavée dans l'excavation et dont les symptômes de torsion se sont manifestés à l'occasion des règles. Dans ces cas, on pourra penser à une hématocèle rétro-utérine, d'autant plus que des caillots formés dans le kyste donneront une consistance semblable dans l'un et l'autre cas. Si on a l'occasion de voir la malade immédiatement après les premiers accidents, le diagnostic sera plus facile, car le kyste sera nettement senti tandis que l'hématocèle n'est pas immédiatement enkystée et ne se laisse percevoir d'une façon évidente qu'au bout de quelques jours. Si la malade au contraire se présente à votre examen plusieurs semaines après le début des symptômes douloureux, la question sera plus difficile à résoudre; toutefois, le kyste aura en général une forme mieux limitée, plus régulière et en même temps une consistance plus uniforme que l'hématocèle rétro-utérine. Nous trouvons un exemple de ce genre dans une des observations de M. Auguste Pollosson, mais nous devons dire que des cas pareils ont été plusieurs fois signalés.

Dans des cas analogues on pourrait hésiter également entre un petit kyste avec torsion du pédicule et une grossesse extra-utérine, mais dans cette dernière complication on observera en général une cessation temporaire des règles et en outre des modifications particulières du côté de l'utérus.

Nous avons essayé d'analyser la symptomatologie d'après les observations que nous avons réunies. Faisons remarquer en terminant que l'on peut trouver des cas dans lesquels la torsion ne produit aucun accident et au contraire la régression et la diminution progressives de la tumeur peuvent être la conséquence de la torsion du pédicule. Il est possible encore de rencontrer des observations dans lesquelles le kyste privé de sa circulation, se gangrène. Nous n'avons dans les cas publiés dans ces dernières années trouvé aucun aucun fait de ce genre.

CHAPITRE IV

Pronostic et traitement.

On peut affirmer que la torsion du pédicule est une complication presque toujours très grave, quelle que soit la symptomatologie. La malade est exposée à des accidents de péritonite et même si les symptômes primitifs sont relativement bénins on doit craindre qu'une poussée nouvelle ne vienne aggraver la situation. L'épanchement intra-kystique expose également à des inflammations et à des suppurations du kyste ; les pertes sanguines peuvent aussi par elles-mêmes être un véritable danger dans les kystes volumineux ; enfin on peut redouter des ruptures du kyste.

Ces considérations nous permettent d'établir qu'il faut faire une intervention hâtive et l'opération aura d'ailleurs d'autant plus de chance de réussite qu'elle aura été pratiquée plus tôt. Même devant un état général très mauvais, l'intervention ne devra pas être reculée, car l'opération est la seule chance de guérison; nous croyons que l'on peut dire ici, comme à propos des hernies étranglées, qu'il n'y a pas d'autre contre-indication que la mort.

Dans les cas bénins l'opération précoce est également recommandée, on évitera par cette conduite bien souvent des adhérences étendues et fortes.

Si les symptômes de torsion se manifestent pendant une grossesse, il est tout aussi indiqué d'intervenir que dans les autres cas, nous croyons même que les conditions seront meilleures pour l'évolution de la grossesse.

L'intervention devra être une laparotomie; nous ne saurions trop, en effet, nous élever contre la pratique des ponctions; cette méthode ne donne jamais de résultat durable et satisfaisant; elle expose au contraire à des accidents plus graves. Dans une observation de Boiffin, par exemple, une ponction, pratiquée parce que la malade était dans un état général grave, fut suivie bientôt d'un nouvel épanchement sanguin intra-kystique et la malade succomba. Schwartz mentionne aussi un cas où une ponction fut rapidement suivie d'accidents péritonitiques des plus graves et où la femme ne fut ultérieurement sauvée que par une ovariotomie. Le même auteur dans sa deuxième observation que nous publions relate qu'après quatre ponctions successives donnant issue à un liquide de plus en plus hématique on dut finalement se décider à faire une ovariotomie. A l'heure actuelle d'ailleurs la ponction est déconseillée dans tous les cas de kyste de l'ovaire; nous estimons qu'elle doit être encore plus formellement proscrite lorsque des phénomènes douloureux peuvent faire songer à une torsion du pédicule.

Quand on a affaire à une tumeur petite plongeant dans l'excavation et simulant une hématocèle, le chirurgien peut être tenté de diriger son intervention par la voie vaginale; mais s'il considère comme possible ou comme probable l'existence d'un kyste à pédicule tordu il devra, croyons-nous, agir de préférence par la voie abdominale.

CONCLUSIONS

La torsion du pédicule dans les kystes de l'ovaire peut se produire à tout âge (19 ans, 60 ans).

Elle s'observe avec des kystes de petit volume, mais aussi avec des kystes très volumineux.

Au point de vue étiologique, on peut remarquer l'importance des règles et des grossesses.

La trompe est souvent contenue dans le pédicule tordu.

La torsion brusque peut être due au déplacement du kyste ; mais une torsion lente peut être due simplement au développement inégal de la tumeur.

La torsion produit une gêne respiratoire, il en résulte une congestion, puis des hémorragies intra-pariétales d'abord, puis intra-kystiques.

Au point de vue de la symptomatologie, on constate surtout des crises douloureuses simulant une péritonite ou une obstruction intestinale; des crises fortes peuvent succéder à des crises de faible intensité.

Les hémorragies intra-kystiques peuvent déterminer une augmentation brusque de volume et de tension de la tumeur.

Si le kyste est volumineux, l'hémorragie peut être abondante, on observe alors les symptômes de l'hémorragie interne.

Les kystes de petit volume contenus dans l'excavation peuvent simuler des hématocèles.

La coïncidence d'une hernie avec le kyste à pédicule tordu peut être la cause d'une erreur grave sur l'interprétation des phénomènes observés.

Le traitement doit être toujours l'ovariotomie; on doit la pratiquer même si l'état général est très mauvais.

La grossesse n'est pas une contre-indication à l'opération.

Il faut intervenir le plus tôt possible.

La ponction ne doit jamais être faite, elle risque de provoquer dans le kyste une nouvelle hémorragie abondante et grave.

OBSERVATIONS

Observation I. — (Schwartz, *Annales de chirurgie*, Paris, 1888.)

Femme âgée de cinquante-deux ans, réglée à treize ans, menstruation régulière depuis. Cinq enfants venus au monde après des accouchements normaux. Ménopause à quarante-quatre ans. C'est six ans environ après la cessation des règles que se sont déclarés les premiers accidents.

En novembre 1886, apparition de douleurs assez vives dans le bas-ventre et les reins.

En décembre de la même année, pertes sanguines abondantes qui durèrent cinq jours et cessent quand la malade reste au repos, pour reparaître dès qu'elle se lève. Le ventre est dur au palper et ballonné, mais sans qu'il y ait encore de tumeur apparente. Tout se calme sous l'influence du repos au lit pendant quelques jours.

En février 1887, nouvelles douleurs, vomissements pendant douze heures et nouvelles pertes de sang qui reviennent tous les dix-huit jours.

En avril, elle remarqua que son ventre grossit de plus en plus; à cette époque aussi, elle ressent de violentes douleurs qui lui faisaient dire que l'intestin se retournait; elle avait conscience d'un déplacement qui se produisait dans l'intestin.

Le 18 août, ponction aspiratrice, qui retire 13 litres d'un liquide brunâtre, épais, ressemblant à de la bière brune. Consécutivement, accidents péritonéaux.

Diagnostic. — Kyste de l'ovaire multiloculaire sans adhérences probables à l'utérus, qui est mobile, dont le pédicule est probablement tordu, avec accidents de péritonite tenant, soit à cette torsion, soit à la ponction.

Ovariotomie, le 19 août. On trouve un kyste de l'ovaire droit, dont le pédicule est tordu deux fois et demie sur son axe. Suites opératoires excellentes, quinze jours après, la guérison était parfaite.

OBSERVATION II. — (Schwartz, *Annales de gynécologie*, Paris, 1888.)

Il s'agit d'une femme âgée de cinquante-deux ans, qui une année auparavant remarqua que son ventre augmentait de volume. Ce développement semble avoir coïncidé avec l'installation de la ménopause. De plus, il fut assez considérable pour avoir nécessité, en raison des accidents dyspnéiques, quatre ponctions, qui donnèrent issue à un liquide qui fut successivement jaunâtre, filant, brunâtre. Comme le liquide se reproduisait assez rapidement en s'accompagnant toujours des mêmes malaises, et, bien qu'à aucun moment il ne fût survenu de douleurs abdominales marquées, une opération radicale fut décidée.

Par le palper abdominal, on constata la présence d'une volumineuse tumeur ovarique, fluctuante, mais multiloculaire, avec une poche considérable dans sa partie antérieure.

Le toucher vaginal permit de reconnaître son indépendance absolue vis-à-vis de l'utérus. Laparotomie.

L'opération fut laborieuse, en raison des nombreuses adhérences contractées par la tumeur, qui était constituée par un kyste multiloculaire de l'ovaire droit. Le pédicule gros, charnu, était tordu d'environ un demi-tour sur son axe. L'ovaire gauche était sain.

Aucun accident ne survint et la malade se leva le dix-huitième jour, sans que la température eût jamais dépassé 37°5.

Observation III. — *Tumeur de l'ovaire avec torsion du pédicule.* (Smith, *British medical Journ.*, Londres, 1888.)

La malade, âgée de trente-deux ans, a remarqué l'augmentation de son ventre depuis six mois. A son entrée à l'hôpital, les règles étant attendues, elle fut autorisée à rester au lit.

Le troisième jour les règles apparurent, accompagnées d'un certain degré de malaise et de faiblesse et de douleur diffuse peu considérable dans l'abdomen. Comme elle n'avait pas eu de selles depuis son admission, on lui administra des lavements laxatifs, mais sans lui procurer de calme.

Le lendemain, température de 38°8, l'abdomen est très distendu, les vomissements et la faiblesse devinrent très alarmants. Convaincu qu'il y avait obstruction et péritonite, le Dr Smith était prêt à opérer sur-le-champ ; mais trouvant que la malade avait passé dix jours sans aucune souffrance et qu'elle était évidemment mieux portante, il recula une intervention au lendemain.

On trouva une grosse tumeur remplie de sang et le pédicule tordu d'un demi-tour. Le péritoine était velvétique et très épaissi. L'autre ovaire était kystique et fut enlevé en même temps. La patiente à la fin de l'opération avait le pouls bon, mais présenta des phénomènes de choc opératoire pendant sept heures. Il n'y eut pas de vomissement jusqu'à une demi-heure avant la mort et les lavements nutritifs qui lui furent administrés furent tous retenus.

L'examen après la mort montra que la patiente n'avait qu'un rein, environ 1 1/2 fois aussi gros que la normale. Il était très nettement granuleux et la capsule adhérente. Le foie était gros, le cœur élargi et flasque. Ces conditions liées à l'alcoolisme furent probablement les facteurs essentiels de ce manque de résistance.

Observation IV. — (J. Veit, *Société obstétricale et gynécologique de Berlin*, séance du 13 janvier 1888.)

J. Veit présente une tumeur de l'ovaire enlevée pour des accidents causés par la torsion du pédicule.

La femme dont il s'agit avait eu, à la suite d'un accouchement qui avait eu lieu en septembre 1887, des accidents de péritonite qu'on n'avait pu expliquer ni par une cause septique, ni par la constatation d'une tumeur, constatation rendue d'ailleurs difficile par un météorisme très accusé.

Six semaines plus tard, on découvrit une tumeur abdominale molle et souple.

En décembre, nouvelle poussée de péritonite et constatation d'une tumeur qui atteignait l'ombilic et qui était très douloureuse. Après avoir attendu deux jours que les accidents aigus se fussent amendés, dans l'espoir d'opérer dans des conditions plus favorables, on pratiqua l'ovariotomie qui fut simple.

La tumeur qui adhérait faiblement aux organes voisins était tordue trois fois sur son axe.

Une grande quantité de sang s'était épanchée dans sa cavité et entre les feuilles du ligament large.

Guérison sans accidents.

Observation V. — *Kyste de l'ovaire. — Torsion du pédicule. — Ovariotomie.* (Duplay, *Gazette des hôpitaux*, Paris, 1891.)

Femme de quarante-six ans, atteinte d'un kyste très volumineux de l'ovaire. Le diagnostic était chez elle évident. Mais son histoire clinique offrait deux particularités : le kyste avait très notablement augmenté de volume dans les trois derniers mois, et cette augmentation s'était accompagnée de douleurs assez vives. L'état de la malade était resté trop satisfaisant pour qu'on eût beaucoup à craindre une transformation maligne du kyste ; mais ces deux particularités pouvaient faire soupçonner, soit des hémorragies intra-kystiques, soit une torsion du pédicule.

On fit la laparotomie, et en opérant on trouva des adhérences assez solides, qui furent détruites et un pédicule tordu sur lui-même d'un tour et demi environ. Le liquide kystique était noirâtre, hémorragique. L'opération fut d'ailleurs facile. Toutefois, par suite de la minceur extrême de la paroi à droite, l'orifice fait par la ponction du trocart amena une déchirure assez étendue. Mais ce ne fut là qu'un simple accident, sans relation d'ailleurs avec la torsion du pédicule.

La tumeur présentait deux lobes énormes, d'inégale résistance, communiquant ensemble. Le lobe gauche avait des parois d'une minceur extrême, le lobe droit des parois très épaisses. Ce lobe était maintenu par des adhérences très fortes, organisées, fibreuses, certainement anciennes. De plus, ces adhérences semblaient s'être allongées, avoir été tiraillées.

L'état de la malade est aussi satisfaisant que possible et sa guérison semble dès maintenant certaine.

Observation VI. — *Kyste para-ovarien. — Torsion double du pédicule. — Accidents péritonéaux. — Ovariotomie. — Guérison.* (Imbert, interne du service de M. Tédenat, *Montpellier médical*, 1892).

Femme de trente ans, entre le 9 novembre 1891 dans le service de M. Tédenat. Elle n'a pas eu de maladie antérieure ; la menstruation s'est établie à l'âge de quatorze ans, elle a été irrégulière jusqu'à l'âge de dix-huit ans, puis s'est régularisée ensuite.

Cette malade a eu deux enfants. Dans le cours de sa deuxième grossesse qui eut lieu en 1889, la malade a commencé à souffrir du flanc droit. Peu de temps après, elle s'aperçut qu'elle portait dans cette région une tumeur du volume d'un poing, et cette tumeur augmenta graduellement sans donner lieu à des douleurs considérables. Les douleurs augmentèrent cependant, et, à deux reprises, prirent le caractère de véritables crises.

Le 3 novembre 1891, au cours d'une promenade, sans cause appréciable, la malade fut prise brusquement de douleurs abdominales vives, avec nausées et vomissements; mais les accidents se calmèrent vite sans traitement et le surlendemain ils avaient disparu. Ces accidents s'étaient produits au moment des règles.

Inquiétée cependant par l'acuité des douleurs qui venaient de cesser, la malade se présenta à l'hôpital où elle fut admise le 9 novembre. Le lendemain de son entrée les mêmes symptômes douloureux se reproduisirent avec une intensité plus grande. C'était en pleine période intermenstruelle. A l'examen on trouva une tumeur plus développée à droite qu'à gauche, du volume de la tête. On diagnostique un kyste de l'ovaire.

Le 14 novembre, on fit une laparotomie. Le kyste perforé laisse écouler environ 2 litres de liquide citrin. Le pédicule était tordu de gauche à droite et était très épais.

Examen de la tumeur. Le kyste se compose d'une seule poche. Sa face externe est lisse et présente une foule de nappes ecchymotiques et en certains endroits de véritables hémorragies. Dans le pédicule, on trouve des vaisseaux à parois très épaisses, les veines sont oblitérées par des caillots cruoriques paraissant dater de quelques jours. La malade guérit.

Observation VII. — *Kyste uniloculaire de l'ovaire gauche. — Torsion du pédicule. — Adhérences viscérales peu nombreuses. — Ovariotomie. — Guérison* (Boursier, Congrès de chirurgie, 1892, Paris).

M..., G..., cultivatrice, trente-trois ans, d'aspect assez vigoureux, au teint hâlé, a toujours joui jusqu'à ces dernières années d'une excellente santé. Elle ne présente aucun antécédent pathologique notable, héréditaire ou personnel. Réglée à quinze ans, elle a toujours eu des règles régulières et elle n'a eu qu'un seul enfant il y a treize ans. Elle m'est adressée par mon ami le

Dr Guignard (de Guitres) pour une tumeur qu'elle porte au niveau de la fosse iliaque droite.

Depuis la naissance de sa fille elle aurait toujours un peu souffert du ventre ; mais depuis ces dernières années elle a eu une série de crises douloureuses très vives qui l'ont forcée à s'arrêter et à appeler un médecin. C'est pour la première de ces crises, au mois de mars 1889, qu'elle fit venir le Dr Guignard. Elle avait été prise brusquement, sans cause traumatique ni cause appréciable, en dehors de ses règles, de douleurs très intenses qui, après avoir débuté sur le côté droit de l'hypogastre, au-dessus du pubis, arrivèrent rapidement à occuper tout le bassin. En même temps survenaient des vomissements d'abord alimentaires, puis bilieux ; la constipation était opiniâtre. Il n'y avait pas de fièvre. Ces phénomènes durèrent pendant deux jours et disparurent après le rétablissement des selles. Le médecin crut à une obstruction intestinale. C'est à ce moment qu'il constata pour la première fois l'existence d'une tumeur située à droite de l'utérus et du volume d'une grosse orange environ. Elle est arrondie, lisse, résistante et mobile.

La seconde crise se produit environ un an plus tard, au mois de mars 1890 ; elle a présenté absolument les mêmes caractères que la première, mais a duré de cinq à six jours environ.

La troisième qui survint au mois de décembre 1890 fut plus violente et plus longue que les précédentes. Les douleurs, au lieu de rester localisées au bas-ventre, envahirent tout l'abdomen qui devint très ballonné. Les vomissements furent bilieux et même verdâtres, la constipation resta encore très opiniâtre pendant les trois ou quatre premiers jours de la crise. Mais en outre, il y eut une fièvre assez forte. En somme, on trouva cette fois tous les signes de la péritonite.

Enfin, la quatrième et dernière crise eut lieu au mois d'août 1891. Elle fut très nettement provoquée par un effort violent fait par la malade pour soulever un fardeau. Les phénomènes ont encore augmenté d'intensité et de durée : le ballonnement du ventre a été très considérable, les vomissements très abondants étaient devenus porracés. La fièvre qui a toujours été assez modérée a persisté longtemps, et les douleurs n'ont pas comme dans les crises précédentes disparu avec la cessation de la constipation. D'ailleurs la malade a gardé le lit pendant près d'un mois.

Dans l'intervalle de ces crises, elle souffrait presque continuellement du ventre, mais ses souffrances étaient légères et ne l'empêchaient pas de se livrer à des travaux assez rudes.

Cependant, depuis sa dernière crise (août 1891) jusqu'au moment où elle vient se présenter à nous (novembre), elle ne s'est pas tout à fait rétablie ; elle a toujours souffert et n'a pu reprendre ses occupations.

Malgré ses douleurs, son aspect dénote un bon état général. Elle n'a pas maigri d'une manière notable et ne présente aucun trouble fonctionnel du côté de la vessie, ni du système digestif, à peine un peu de constipation. Dans certains moments, elle sent qu'elle a dans le côté droit une tumeur qui exécute quelques déplacements, et ces mouvements sont douloureux. Mais la douleur reste localisée un peu au-dessus de la symphyse pubienne et à droite de la ligne médiane.

C'est en ce point que l'on trouve très facilement par la palpation, sans qu'elle produise une saillie visible, une tumeur qui s'avance jusqu'à la ligne médiane qu'elle déborde un peu vers la gauche. Elle est indépendante de la paroi abdominale, arrondie, lisse, élastique et franchement rénitente. Elle est mobile surtout dans le sens transversal, peu sensible, mate à la percussion et s'enfonce par son extrémité inférieure dans la profondeur du bassin.

Par le toucher vaginal on rencontre un col un peu abaissé, regardant vers la droite, tandis que le corps de l'utérus est repoussé un peu vers la gauche. Le cul de-sac antéro-latéral droit est élargi, déprimé et rempli par une masse arrondie, lisse et élastique qui est manifestement la partie inférieure de la tumeur sentie par l'abdomen. La palpation bimanuelle montre dans cette tumeur une fluctuation évidente. Celle-ci, qui a environ le volume d'une tête fœtus de à terme, est située en avant et à droite de l'utérus entre sa face antérieure et la paroi abdomino-pelvienne. Les mouvements imprimés à la tumeur ne se communiquent pas à l'utérus, ainsi qu'il est facile de s'en apercevoir en pratiquant le cathétérisme utérin. La vessie est nettement repoussée à gauche; la sonde pour y pénétrer se dirige en haut et à gauche, derrière la branche gauche du pubis.

Je porte le diagnostic de kyste de l'ovaire du côté droit; mais tout en étant frappé du petit volume relatif de ce kyste que je m'explique mal, et de la fréquence des crises douloureuses qu'il a provoquées, je ne songe nullement à l'existence d'une torsion du pédicule. Néanmoins à cause de ces symptômes, je conseille à la malade d'entrer à l'hôpital pour y subir l'ovariotomie.

Le 23 novembre elle fut admise à l'hôpital Saint-André dans le service de M. le professeur Demons.

Ovariotomie. — L'opération fut pratiquée le 27 novembre en présence du professeur Demons. A l'aide d'une incision de 8 à 10 centimètres, j'arrivai très facilement sur la tumeur, qui est presque entièrement située à droite de la ligne médiane. La paroi du kyste est d'une coloration rouge assez foncée, très tendue et présente un certain nombre d'adhérences molles, faciles à déchirer avec la paroi abdominale.

La ponction donne issue à près de 400 grammes d'un liquide épais, sirupeux, noirâtre, couleur marc de café, hémorragique et sans odeur.

Il existe plusieurs adhérences longues et vasculaires avec l'épiploon et deux adhérences assez larges et vasculaires aussi, avec deux anses intestinales de l'intestin grêle. Elles sont toutes sectionnées entre deux ligatures.

Au moment de l'extraction du kyste, nous nous apercevons qu'il est développé aux dépens de l'ovaire gauche, malgré sa situation à droite de la ligne médiane; de plus en passant de gauche à droite au-devant du corps de l'utérus, il a entraîné une légère rotation de cet organe sur son axe, de telle façon que sa corne gauche regarde directement en avant. En outre, le pédicule assez court et comprenant la trompe est tordu sur son axe; il a exécuté une rotation d'un tour et demi environ. Il est petit, arrondi, friable et sur sa partie antérieure et supérieure, présente des plaques de couleur brunâtre, feuille morte, trace évidente d'un travail de sphacèle en voie d'évolution. Il est assez facilement lié, la ligature est placée de telle sorte que les parties altérées sont enlevées, sa surface de section est cautérisée au thermo-cautère.

La malade n'a pas perdu de sang; il n'y a pas besoin de faire la toilette du péritoine. Avant de refermer le ventre, nous examinons et enlevons l'ovaire du côté droit qui présente deux petits kystes dont l'un était hématique.

Suture péritonéale au catgut en surjet, deux plans de sutures au crin de Florence, l'un profond comprenant les muscles et les aponévroses, l'autre superficiel unissant les bords de la peau. Pansement à la pâte de Socin et à l'iodoforme.

Les suites furent très simples. Le pansement fut renouvelé deux fois le 7 décembre et le 11 décembre. On enleva ce jour-là tous les points de suture, la réunion était complète.

La malade se leva le quinzième jour et quitta l'hôpital guérie le vingt et unième jour. Depuis sa santé est restée parfaite.

Le kyste enlevé avait des parois très épaisses et très congestionnées; il était presque uniloculaire, et sur certains points de sa face interne on pouvait voir une sorte de dégénérescence fibreuse, presque calcaire, fait signalé dans des cas analogues par plusieurs auteurs (Pozzi).

Observation VIII — *Kyste pauciloculaire volumineux de l'ovaire gauche. — Torsion du pédicule. — Ovariotomie. — Guérison.* — (Boursier, *Congrès français de chirurgie*, Paris, 1892.)

Mlle Marie de L..., dix-neuf ans, ne présente pas d'antécédents pathologiques dignes d'être cités. Sa mère est morte il y a près d'un an d'accidents d'obstruction intestinale. Elle est l'aînée de huit enfants tous en bonne santé.

La maladie paraît avoir débuté au mois de mars 1891. A partir de cette époque, sans cause apparente, sans douleur et sans aucun trouble de la santé générale, elle a vu son ventre se développer graduellement mais d'une façon très lente, presque insensible. Cet accroissement a continué dans les mêmes conditions pendant le printemps et l'été de 1891, sans provoquer d'autres phénomènes que des douleurs à forme névralgique, intermittentes, mais parfois assez vives dans la région antérieure de la cuisse gauche. Il n'y a jamais eu de trouble fonctionnel, ni du côté des voies urinaires ni du côté du système digestif; l'appétit est resté très bon, les règles très régulières, comme elles l'avaient toujours été depuis leur apparition.

Aux environs de Noël 1891, sans l'intervention d'aucune cause connue, et sans qu'il soit survenu aucune douleur, le développement du ventre prit tout à coup une marche beaucoup plus rapide et son volume atteignit en moins d'un mois son degré actuel. La famille effrayée fit venir un médecin qui reconnut l'existence d'un kyste de l'ovaire et conseilla à la malade de venir à Bordeaux. Je la vis pour la première fois le 9 février.

A mon premier examen, je trouve le ventre très proéminent, arrondi, saillant en avant, tendu et lisse, mais peu sensible au toucher. La palpation ne permet de reconnaître aucune tumeur à cause de la tension des parois assez exagérée, pour produire un peu de gêne respiratoire. A la percussion, matité totale ou à peu près. C'est à peine si l'on arrive à découvrir dans les flancs, presque en arrière, un peu de sonorité intestinale. Cette sonorité est plus marquée dans le flanc gauche, à peine perceptible à droite. Dans tout le ventre on trouve une fluctuation très nette, très superficielle et s'étendant à toute la région abdominale.

Par le toucher rectal, on trouve l'utérus dévié vers la gauche, tandis que le col est à peu près sur la ligne médiane. Toute la partie droite du bassin est remplie par une masse lisse, arrondie, rénitente, qui paraît être la partie inférieure du kyste volumineux qui remplit toute la cavité abdominale.

Le 11 février, ponction. Le trocart est enfoncé au niveau du flanc droit où la matité est plus complète qu'à gauche, et l'on retire un peu plus de 7 litres d'un liquide épais, filant, sirupeux, rouge foncé, manifestement hémorragique.

Après la ponction le ventre est tout à fait revenu sur lui-même. Toute sa moitié gauche est devenue sonore. La moitié droite est toujours un peu mate et nous trouvons le kyste un peu ratatiné couché dans la fosse iliaque droite. On peut saisir en ce point une partie solide arrondie, à peu près du volume du poing ayant l'aspect d'un corps ovoïde peu mobile. La ponction ne provoque aucune réaction.

L'augmentation subite et rapide de la tumeur à partir de la Noël, l'aspect hémorragique du liquide, sans aucun motif valable d'hémorragie intra-kystique, me font porter le diagnostic de kyste de l'ovaire, avec torsion du pédicule; d'un autre côté la situation déviée de l'utérus et la persistance des douleurs dans la cuisse gauche, alors que le kyste est surtout à droite, me portent à penser qu'il s'agit encore d'une tumeur primitivement développée dans l'ovaire gauche comme dans l'observation VII.

Dans les jours qui ont suivi la ponction, le liquide s'est un peu reproduit et la masse dure trouvée dans la fosse iliaque s'éleva peu à peu en se rapprochant de l'ombilic.

L'ovariotomie est décidée, mais comme les règles sont imminentes, il est décidé qu'elle n'aura lieu qu'après la terminaison de la période menstruelle. La malade retourne dans son pays et quelques jours après son retour, elle sent tout d'un coup un mouvement brusque dans le ventre et s'aperçoit que la masse dure qui était située à droite de l'ombilic a subitement passé dans la moitié gauche de l'abdomen. Ce fait, qui n'a provoqué aucune douleur, a été constaté aussitôt par le Dr Levrier. Les règles ont retardé de quelques jours et n'ont apparu que dans les premiers jours de mars.

Le 16, Marie L... revient à Bordeaux pour se faire opérer. Le 21 mars, je pratique l'ovariotomie. Depuis la ponction, le ventre a beaucoup grossi; il a presque repris son volume primitif, il est très tendu, on ne perçoit plus les contours de la tumeur. La fluctuation est totale.

Une incision médiane, de 10 centimètres environ, me conduit rapidement sur le kyste dont la paroi a l'aspect blanc nacré ordinaire. Une ponction avec le trocart permet d'enlever 1 kg. 250 d'un liquide épais, brunâtre, encore hématique, mais contenant beaucoup moins de sang que celui qui avait été évacué par la ponction.

Il n'y a aucune adhérence, ni pariétale, ni viscérale. La tumeur presque vidée par la ponction est facilement attirée au dehors, à l'exception de la masse dure, solide, que nous avions constatée à la première ponction, et que nous trouvons située en haut et à gauche. Cette masse est formée par une agglomération de kystes secondaires. Une ponction de leur cavité laisse écouler environ 200 grammes d'un liquide d'un aspect gélatineux, blanchâtre, légèrement opalin et tout à fait différent de celui qui était contenu dans la poche principale.

Le kyste est bien développé aux dépens de l'ovaire gauche, son pédicule très large, en nappe, et comprenant la trompe très développée dans son bord inférieur, est tordu sur lui-même ; il a exécuté environ un demi-tour de spire. Son bord supérieur contient de volumineux vaisseaux. L'utérus est tordu sur son axe, sa corne gauche regarde en avant.

Enfin, au voisinage du pédicule, il existe une adhérence solide et étendue avec le péritoine pelvien gauche. Cette adhérence semble continuer le pédicule. Celui-ci est lié par une double ligature à chaîne avec du gros catgut.

L'adhérence isolée est liée à part. Les surfaces de section sont cautérisées au thermo-cautère.

Le ventre est fermé par trois étages de suture. Pansement à l'iodoforme.

La tumeur qui pesait, liquide et solide, 4 kg. 300 est formée d'un grand kyste à parois épaisses, fibreuses, qui contenait le liquide hémorragique, et d'une masse aréolaire, dont les cavités multiples étaient remplies par un liquide gélatineux transparent et opalin. L'hémorragie intra-kystique ne s'est produite que dans la poche principale dont elle a dû rapidement accroître le volume.

Les suites de l'opération ont été très simples. Dans la nuit qui a suivi l'intervention, la malade a eu quelques vomissements causés par le chloroforme, et le lendemain la température est montée à 38°6. Dès le lendemain, la fièvre avait disparu. Il y eut un léger écoulement sanguin vaginal du deuxième au sixième jour.

Le 1er avril, premier pansement. Tous les points de suture sont enlevés; la réunion est complète. La malade s'est levée le quatorzième jour. Elle est repartie pour son pays le vingt-sixième jour, complètement guérie.

OBSERVATION IX. — *Kyste de l'ovaire. — Torsion du pédicule. — Laparotomie.* (Boiffin, *Archives provinciales de chirurgie*, Paris, 1893.)

Fille de vingt-huit ans, sans antécédents pathologiques, a joui d'une bonne santé jusqu'en 1888. A cette époque, elle remarqua que son ventre augmentait de volume progressivement, sans qu'il y eût de douleurs. Mais bientôt survinrent des vomissements, qui se répétèrent assez fréquemment; l'état général s'altéra peu à peu et l'amaigrissement devint très marqué. Au commencement de 1891 la faiblesse devint si grande que la malade dut garder le lit la plupart du temps.

Au mois d'octobre, la malade se rendit à Nantes pour consulter un médecin et se faire opérer. Trois jours après son arrivée elle éprouva des douleurs atroces dans le côté droit du ventre, accompagnées de nausées et de vomissements; son état général s'aggrava et elle prit un facies grippé. Une injection d'1 centigramme de morphine calma les accidents suraigus, mais le ventre de la malade augmenta de volume rapidement.

Le lendemain on fit la laparotomie. On trouva la surface du kyste libre de toute adhérence, mais de couleur bleuâtre, avec de grosses veines fort tendues dans l'épaisseur des parois.

On retira par la ponction environ 5 litres de liquide couleur brun rougeâtre, fortement chargé de sang mêlé au contenu très liquide du kyste. Celui-ci, une fois vidé, fut attiré hors du ventre et permit de découvrir le pédicule complètement tordu, faisant un tour entier sur lui-même et de façon que la compression fut assez forte pour oblitérer à peu près complètement les veines pédiculaires.

En examinant la surface du kyste, on trouva sur le côté externe une masse noirâtre du volume du poing accolée à la tumeur principale et, en dehors, une surface rougeâtre, irrégulière, frangée, étalée sur la paroi kystique, se prolongeant en dedans, sous forme d'un gros cordon. Ces deux organes n'étaient autre chose que l'ovaire et la trompe : l'ovaire bien isolable était considérablement augmenté de volume par une congestion intense et par des noyaux apoplectiformes noirâtres, se touchant sur la coupe; la trompe avait son pavillon étalé sur la paroi du kyste et sa partie tubaire s'étendait jusqu'à la corne utérine, intimement unie à l'enveloppe kystique.

La ligature du pédicule se fit très facilement. L'ovaire du côté gauche fut trouvé sain et laissé en place. Ce qu'il y eut de remarquable, ce fut la marche de la température ; la veille et le matin du jour de l'opération, 38°4 et 38°5, le soir, 37°9 ; le lendemain 37°5 pour rester définitivement au-dessous de 38 degrés. A part un ictère assez intense, les suites furent très bonnes et la malade partit guérie le vingt et unième jour.

OBSERVATION X. — *Kyste de l'ovaire. — Torsion du pédicule. Mort.* (Boiffin, *Archives provinciales de chirurgie*, Paris, 1893.)

Femme de cinquante ans, petite, un peu chétive, s'aperçut de l'augmentation de volume de son ventre sans douleur en 1890. Deux ans après, elle consultait un médecin qui diagnostiquait un kyste de l'ovaire. L'opération fut conseillée mais non pratiquée. La tumeur continue à augmenter de volume, mais sans amener aucun trouble dans l'état général.

Vers le milieu de novembre 1892, en sortant de chez elle, la malade ressentit tout à coup dans le ventre une violente douleur qui fut suivie de syncope. Le ventre devint rapidement très tendu et très douloureux et augmenta de volume, au point de déterminer une gêne respiratoire extrême, le pouls était petit et la malade présentait un teint terreux.

Au bout de dix jours, cette femme vint dans un état extrêmement grave demander l'opération qu'elle avait refusée deux ans auparavant. Mais dans les conditions où elle se présentait, toute intervention était impossible et on chercha à relever les forces de la malade, ainsi que la tension artérielle au moyen d'injection de sérum artificiel; puis pour diminuer la tension du ventre et la gêne respiratoire on pratique une ponction. 6 litres de liquide rouge brun muqueux, filant, teinté de sang furent évacués. Un soulagement se produisit; mais dans les heures suivantes, le ventre redevint tendu et la respiration fut encore gênée; un nouvel épanchement de sang s'était fait dans la tumeur, la douleur et la gêne respiratoire reparurent. Les forces déclinèrent dans la nuit suivante et la mort arriva le lendemain.

L'autopsie ne fut pas pratiquée.

Observation XI. — *Kyste de l'ovaire. — Torsion du pédicule — Ovariotomie. — Guérison.* (Simpson. *Edimb. med. J.*, 1894, 5.)

Femme âgée de vingt ans, a toujours joui d'une excellente santé sauf une scarlatine antérieure. Sa mère avait eu une tumeur qui a été enlevée quelques années auparavant; deux sœurs de cette dernière eurent un cancer, l'une de la mamelle, l'autre de l'utérus, enfin une tante de cette dernière également mourut de cancer de l'utérus.

Règles régulières revenant tous les vingt et un jours et durant quatre jours jusqu'au début de la maladie; à ce moment elles devinrent irrégulières et la malade perdit abondamment un an auparavant, elle avait quelquefois des pertes après ses règles. Ni grossesse, ni avortement.

Le 1er décembre 1893, la malade éprouva une sensation de déchirure intérieure en essayant d'ouvrir une fenêtre.

Le 3 décembre elle éprouva une douleur très intense dans la fosse iliaque droite; le lendemain la douleur avait disparu, la malade éprouvait néanmoins un malaise général sans localisation spéciale.

Le 5 décembre la douleur réapparut, la malade travaillait beaucoup et était exposée au froid.

Pendant toutes ces attaques la miction a été pénible et la constipation opiniâtre.

Elle est admise le 7 décembre, après avoir travaillé jusqu'au bout. Elle se plaint de douleurs dans l'abdomen spécialement du côté gauche et d'une amenorrhée qui existe depuis deux mois.

A l'examen, l'abdomen est arrondi, sa paroi est élastique et tendue, la percussion donne un son tympanique dans la fosse iliaque droite. Par le toucher vaginal on trouve un col normal et l'on sent à droite de l'utérus une tumeur arrondie et dure. On endort la malade et l'on se rend compte que cette tumeur peut avoir le volume d'une tête d'enfant. L'utérus est un peu en arrière et à gauche, normal de volume et de consistance.

Le 23 décembre, le professeur Simpson fit la laparotomie. Il trouva des adhérences très étendues, en les déchirant il aperçut un kyste tordu à gauche, développé aux dépens de l'ovaire droit. La torsion a déterminé une hémorragie dans la tumeur et environ 3 litres de liquide furent aspirés.

La tumeur enlevée avait des parois épaisses, elle était multiloculaire et manifestement dermoïde; une des cavités contenait des cheveux et d'autres de la matière sébacée. Les suites de l'opération furent bonnes et la malade guérit.

Observation XII. — *Kyste de l'ovaire. — Torsion du pédicule — Grossesse. — Laparotomie.* (Simpson *Edimb. med. J.* 1894 5.)

Mme M..., vingt-quatre ans, a joui d'une bonne santé antérieure et ne présente pas d'antécédents pathologiques. Réglée à quinze ans, mais irrégulièrement, elle avait toujours un peu de dysménorrhée.

Elle se maria et eut un avortement du troisième mois. Ses règles reparurent, mais la malade présenta un peu de leucorrhée intermenstruelle. Cette femme entre à l'hôpital le 7 février 1894, cinq mois après son avortement ; elle éprouve des douleurs dans l'abdomen et dans le flanc gauche ; elle accuse des douleurs dans les cuisses depuis quatre mois et ces douleurs irradient vers la région lombaire. La miction est douloureuse et la malade est très constipée.

A l'examen, l'abdomen est proéminent du côté droit ; on sent une tumeur large qui occupe tout le flanc droit et ne dépasse pas la ligne médiane, elle est fluctuante et la percussion donne une sonorité mate sur toute cette surface.

Par le toucher vaginal on trouve un col mou et élevé.

Par le palper abdominal on se rend compte que l'utérus est séparé de la tumeur ; son volume est celui d'un utérus gravide il en a la même consistance.

Le 17 février, on fait la laparotomie et l'on trouve un kyste développé aux dépens de l'ovaire gauche, le pédicule est tordu à droite et le kyste est tombé à droite de l'abdomen.

L'utérus gravide est incliné à droite. La tumeur fut enlevée.

Les suites opératoires n'eurent aucune influence sur la grossesse qui se fit normalement.

Observation XIII. — *Kyste de l'ovaire. — Torsion du pédoncule. — Ovariotomie. — Guérison* (Simpson, *Edimb. med. J.*, 1894-5.)

Mme M..., vingt-neuf ans, bonne santé antérieure, pas d'antécédents héréditaires. Réglée à quatorze ans irrégulièrement ses règles avaient une durée de trois ou quatre jours ; pas de ménorragie ni de dysménorrhée. Elle a eu six enfants dont le dernier le 10 décembre 1893 ; tous ses accouchements se firent normalement, mais après le dernier la malade trouva que son abdomen restait plus élargi que de coutume, elle avait remarqué en effet pendant sa grossesse que son ventre était plus distendu, mais sans que cette distension amenât de symptôme anormal.

La malade fut admise à l'infirmerie royale au commencement de mars 1894, trois mois après avoir accouché ; elle se plaignait d'une gêne mécanique causée par le grand développement de son ventre; elle avait eu deux semaines auparavant quelques douleurs qui avaient disparu. Pas de troubles des fonctions de l'intestin ou du rectum, ni de la vessie.

A l'examen, l'abdomen est proéminent, il présente le volume d'une grossesse à terme; par la palpation on sent une tumeur très tendue à fluctuation marquée. La percussion donne une sonorité mate, excepté à un pouce et demi au-dessous de l'appendice xiphoïde et sur une petite portion de chaque flanc. Par le palper abdominal combiné au toucher on se rend compte que les mouvements imprimés à l'abdomen se transmettent dans les culs-de sac vaginaux.

Le 14 mars, le professeur Simpson fit la laparotomie. Il trouva de nombreuses adhérences entre la tumeur et l'épiploon, il les déchira. La ponction donna issue à un liquide brun et visqueux et quelques portions de kyste dégénérées s'échappèrent avec le liquide.

La tumeur fut trouvée développée aux dépens de l'ovaire gauche avec une torsion du pédicule très marquée se dirigeant à droite. L'autre ovaire était sain; l'utérus était très petit et consistant. Le pédicule fut lié, la tumeur enlevée et la plaie abdominale fermée.

La malade partit guérie quatre semaines après.

Observation XIV (inédite), due à l'obligeance de M. Auguste Pollosson, professeur agrégé à la Faculté et chirurgien major désigné de la Charité.

Brigitte L..., âgée de vingt ans, domestique, née à Middleton (Irlande), demeurant à Lyon.

Cette jeune fille a toujours joui d'une excellente santé, elle a été réglée à quinze ans d'une façon très régulière, jusqu'au mois de janvier dernier.

Le 8 janvier 1893, cette jeune fille était au deuxième jour de ses règles, lorsqu'elle éprouva, d'une manière assez brusque, des douleurs abdominales violentes, ces douleurs siégeaient à l'hypogastre avec prédominance légère du côté droit et s'irradiaient dans les reins du côté du sacrum. En même temps les règles s'arrêtèrent et la malade fut obligée de s'aliter. Elle eut, pendant les premières vingt-quatre heures, un peu de péritonisme, du ballonnement du ventre et des vomissements peu abondants, puis sous l'influence d'un cataplasme et d'une médication opiacée, les douleurs allèrent en diminuant, toutefois la malade dut garder le lit pendant environ trois semaines.

Elle commença donc à se lever vers la fin de janvier, mais elle continuait à éprouver quelques sensations douloureuses dans la partie inférieure du ventre.

Le 12 février, réapparition des règles. L'écoulement menstruel se fit d'une manière un peu irrégulière pendant une durée de huit jours ; il était caractérisé par du sang noir, plus abondant qu'à l'état normal.

En même temps que les règles reparurent des douleurs abdominales analogues à celles du mois précédent, mais un peu moins violentes. La malade dut s'aliter à nouveau et garder le repos pendant une dizaine de jours ; puis survint une nouvelle amélioration, mais avec persistance de quelques douleurs à l'occasion de la moindre fatigue.

Le 20 mars, réapparition d'une perte utérine qui dura deux jours seulement et qui fut le point de départ d'une recrudescence dans les phénomènes douloureux. L'amélioration qui survint au bout de quelques jours, fut encore moins complète que dans les mois précédents, et, dans les premiers jours d'avril, la malade entra à l'Hôtel-Dieu.

A l'examen du ventre, on ne sent, par la palpation, aucune tumeur, mais la palpation profonde, dans la fosse iliaque droite, réveille une sensation très douloureuse.

On pratique le toucher vaginal, on en constate que l'utérus est refoulé à gauche et un peu en avant ; le col ne présente aucune modification pathologique ; et le palper bimanuel montre que l'utérus dévié n'a nullement augmenté de volume. A droite et en arrière de l'utérus, on sent par le toucher une masse volumineuse, arrondie qui fait bomber le cul-de-sac vaginal postérieur. Le palper bimanuel donne des renseignements plus précis sur cette tuméfaction.

On constate que l'excavation est presque entièrement remplie par une tumeur régulièrement sphérique, qui plonge dans le bassin à droite et en arrière de l'utérus. Le volume de cette tumeur est à peu près celui d'une tête de fœtus à terme, sa consistance est assez ferme et donne l'impression d'un kyste à paroi épaisse et très tendue, c'est presque la consistance d'une masse fibromateuse un peu ramollie.

L'examen de cette masse est douloureux et les pressions exercées sur elle par le vagin sont plus particulièrement pénibles. On ne parvient nullement à soulever cette tumeur ni à la mobiliser dans aucun sens. Un sillon de séparation très net montre pourtant très nettement qu'elle n'appartient pas à l'utérus, mais elle est fortement appliquée contre cet organe.

La première idée fut qu'il s'agissait d'une hématocèle, l'histoire pathologique des derniers mois s'accorderait assez bien avec cette supposition ; toutefois la régularité de la tumeur n'est pas en faveur de ce diagnostic. On se demande s'il s'agirait d'un fibrome du ligament large et l'on penche vers cette hypothèse en raison de la consistance de la tumeur, de son siége par rapport à l'utérus et à cause de sa fixation pelvienne.

Sans faire de diagnostic précis, M. Auguste Pollosson décide une intervention. L'opération fut faite le 28 avril 1893. La malade étant endormie, on fait un nouvel examen.

La palpation étant faite plus aisément sous l'anesthésie, on se rend compte que la masse présente une certaine rénitence, et une idée d'un kyste des ligaments larges dans lequel se serait fait un processus inflammatoire, se présente à l'esprit.

La tumeur fut abordée par une incision parallèle à l'arcade crurale du côté droit. Cette voie fut choisie à cause de l'incertitude du diagnostic et parce que la tumeur proéminait de ce côté. La couche aponévrotique étant divisée, on ouvrit le péritoine et l'on vit une tumeur de couleur gris ardoisé, à surface absolument lisse. La consistance plus nettement perçue était celle d'un kyste fortement tendu. On fit une ponction par laquelle s'écoula un liquide noirâtre, hématique. La tumeur réduite fut attirée au dehors et l'on vit qu'elle était fixée par un pédicule tordu, à la corne gauche de l'utérus, laquelle se dirigeait légèrement en arrière en raison de la traction de ce pédicule. Une ligature au fil de soie fut placée et le pédicule sectionné.

En suivant le bord supérieur de l'utérus, on constate l'intégrité de la trompe droite et de l'ovaire droit, qui siégaient en avant et un peu au-dessous de la tumeur enlevée. On fit une suture péritonéale, puis une suture aponévrotique, et enfin une suture cutanée.

La malade guérit de la façon la plus simple et sa température après l'opération ne dépassa pas 37°,5. Notons que dans la période que la malade avait passée à l'hôpital avant son opération, elle présentait le soir des températures de 38 degrés ou 38°,2.

Au bout de trois semaines, la malade quittait l'hôpital parfaitement guérie.

La tumeur enlevée était évidemment constituée par un kyste de l'ovaire gauche avec torsion du pédicule, elle avait subi un déplacement qui l'avait reportée à droite et en arrière de l'utérus, et dans le même mouvement le kyste s'était pour ainsi dire enclavé dans l'excavation, mais sans y contracter d'adhérences.

Les parois, épaisses d'1 centimètre et même de 2 centimètres dans certains points, étaient infiltrées d'un sang noirâtre; la cavité en partie évacuée par la ponction contenait encore quelques caillots mous, noirâtres, non stratifiés.

Le pédicule comprenait le ligament ovarien et la trompe gauche, cette dernière était congestionnée et tuméfiée, de façon à présenter le volume d'un doigt.

On négligea de préciser le degré de torsion du pédicule, et il nous est impossible de dire par combien de tours elle était constituée.

Observation XV (inédite, due à l'obligeance de M. Auguste Pollosson, professeur agrégé à la Faculté et chirurgien-major désigné de la Charité.

R... F..., trente ans. Cette femme a été réglée à l'âge de dix neuf ans, la menstruation a toujours été régulière. Elle est mariée et a deux enfants bien portants; le dernier est né au mois de septembre 1894.

Il y a trois ans, cette femme éprouva à plusieurs reprises des douleurs abdominales assez fortes coïncidant avec les règles; ces phénomènes se sont reproduits pendant trois ou quatre mois, puis ont cessé de se manifester. Depuis cette époque, la malade éprouvait de temps en temps de petites douleurs dans la partie inférieure de l'abdomen, particulièrement du côté droit. Ces douleurs survenaient à des intervalles très irréguliers et à des moments très variables de la journée, mais sans avoir aucune corrélation avec l'apparition des règles.

Il y a un an, ces douleurs étaient devenues plus violentes et s'accompagnaient quelquefois de vomissements alimentaires ou bilieux. La malade prétend qu'à cette époque elle sentait une tumeur en palpant son ventre au siège de la douleur.

A cette même époque (janvier 1894), la malade commençait une grossesse, de sorte que l'augmentation des phénomènes douloureux et l'apparition des vomissements semblent coïncider avec le début de la gestation.

Dans le mois de mai 1894, c'est-à-dire vers le milieu de la grossesse, les douleurs et les vomissements ont complètement disparu. Au moment de l'accouchement, par conséquent au mois de septembre, après l'expulsion de l'enfant, le médecin annonça la présence d'un second enfant; mais les faits prouvèrent que c'était là une erreur, et on reconnut qu'à côté de l'utérus existait une tumeur.

A partir de l'accouchement, les douleurs abdominales ont

reparu ainsi que les vomissements ; la tumeur augmenta de volume et devint très facile à constater.

Au mois de décembre 1894, les douleurs qui ont leur siège du côté droit, deviennent beaucoup plus violentes et beaucoup plus fréquentes ; c'est ce qui décide la malade à entrer à l'Hôtel-Dieu. Elle y entra le 8 janvier 1895.

A l'examen, on constate par la palpation une tumeur rénitente du volume d'une tête d'adulte, siégeant à la partie inférieure de l'abdomen, à peu près sur la ligne médiane, avec un peu d'inclinaison du côté droit. La pression sur la tumeur est un peu douloureuse.

Par le toucher, on constate que l'utérus est situé en rétroversion et qu'il est refoulé en arrière par une tumeur qui plonge dans le cul-de-sac vaginal antérieur en le distendant.

Le palper bimanuel fait reconnaître que la tumeur sentie par le toucher n'est autre chose que la partie inférieure de la tumeur abdominale ; on a la notion d'une tumeur kystique fortement tendue. L'utérus refoulé en arrière est évidemment indépendant du kyste.

On est frappé à cet examen par la fixité de la partie inférieure du kyste. Il est étonnant en effet qu'un kyste d'un volume aussi peu considérable, et qui bombe seulement du côté du pelvis sans y pénétrer bien profondément, ne puisse nullement être soulevé quand on presse sur sa partie inférieure par le vagin. Cette fixité fait penser qu'une cause particulière empêche de soulever la tumeur, et, en considérant les phénomènes douloureux que la malade a éprouvés surtout après sa grossesse, on considère comme probable avant l'opération qu'il s'agit d'un kyste de l'ovaire avec torsion du pédicule.

Pendant les quelques jours passés à l'hôpital avant l'opération, on constate que la température est normale. Rappelons encore que dans les derniers mois les règles ont apparu régulièrement sans que les douleurs abdominales aient été plus violentes à ce moment.

Le 15 janvier 1895, laparotomie médiane. On constate un kyste de forme régulière dont la surface externe est d'un gris ardoisé.

Il y a quelques adhérences molles et évidemment très récentes sur la face antérieure du kyste et sur sa partie inférieure du côté droit; ces adhérences sont décollées sans difficulté; la ponction donne issue à 1 litre environ (ou un peu plus) de liquide de couleur noirâtre très hématique. Le kyste est attiré au dehors; on constate qu'il est fixé à la corne gauche de l'utérus par un pédicule tuméfié et congestionné manifestement tordu sur lui-même. Une ligature est placée et le pédicule sectionné. On trouve la trompe et l'ovaire droits normaux.

Le kyste enlevé est uniloculaire, ses parois présentent une épaisseur de 2 à 3 centimètres et sont infiltrées de sang noirâtre. Le pédicule comprend la trompe gauche gonflée et congestionnée.

Le soir de l'opération, la malade avait 37°,7; le lendemain 16 janvier, 39°,7 le matin, et 40°,2 le soir.

Le 17 janvier, 39°,8 le matin, 40 degrés le soir.

Cette température inquiétante par elle-même n'était accompagnée d'aucuns phénomènes abdominaux, pas de douleurs, pas de ballonnement, pas de vomissements. Cette fièvre dut être attribuée à une poussée de bronchite probablement due à la grippe. Les 18, 19 et 20 janvier, la température oscilla entre 38 degrés et 39 degrés, puis à partir du 21, elle rentra dans la normale. La malade quitta l'hôpital parfaitement guérie le 2 février, par conséquent dix-huit jours après l'opération.

Observation XVI (inédite), due à l'obligeance de M. Auguste Pollosson, professeur agrégé à la Faculté et chirurgien-major désigné de la Charité.

Mme L..., soixante ans, a toujours joui d'une bonne santé, elle a eu trois enfants. La ménopause s'est établie régulièrement vers cinquante ans.

Dans ces dernières années, elle a eu quelques troubles digestifs mal caractérisés; il n'y a pas eu d'augmentation apparente du volume du ventre, qui présente un peu l'aspect ballonné, mais sans tension, si fréquent chez les femmes de cet âge.

Au mois de novembre 1891, cette femme a eu, pendant trois ou quatre jours, des accidents abdominaux consistant en quelques vomissements, des douleurs abdominales, de la constipation. On pensa à des phénomènes d'obstruction intestinale légère, et on donna des purgatifs qui amenèrent une débâcle. Les phénomènes douloureux cessèrent et la malade revint à un état de santé tout à fait normal.

Le 13 janvier 1895, cette femme fut prise brusquement, le matin, d'une douleur abdominale assez aiguë, siégeant dans le flanc droit : presque immédiatement survinrent des vomissements alimentaires, puis bilieux. Dans la journée les vomissements se reproduisirent quatre ou cinq fois.

Le 14 janvier, il y a une légère amélioration dans les symptômes observés, toutefois la malade ne peut tolérer aucun aliment, son estomac tolère seulement un peu de liquide.

Depuis le début des accidents elle n'a pas eu de selles ; les médecins appelés ordonnent des lavements laxatifs, qui sont donnés à peu près sans résultat.

Le 15 janvier, les phénomènes douloureux reprennent une acuité un peu plus grande ; les vomissements glaireux et bilieux sont plus nombreux et plus pénibles ; la douleur, au lieu de rester localisée dans la fosse iliaque droite, se diffuse dans tout l'abdomen. Il y a un peu de ballonnement, on donne deux purgatifs, qui sont immédiatement vomis et qui ne produisent aucun résultat. On pense qu'il s'agit d'une obstruction intestinale ou d'une occlusion intestinale, dont on ne peut soupçonner la cause.

L'état de la malade est devenu mauvais, le facies est grippé, le pouls très rapide et très petit, la température est de 38°,5. Les modifications de l'état général semblent confirmer le diagnostic d'obstruction intestinale.

Le 16 janvier, M. Auguste Pollosson est appelé à voir cette malade.

On constate encore une aggravation de l'état général ; altération des traits, rapidité et faiblesse du pouls, température 38 degrés. Le ventre est modérément ballonné, mais ne présente pas de tension et sa palpation est peu douloureuse. Un lavement donné dans la matinée amène quelques matières diluées, mais en quantité insignifiante. En admettant une occlusion intestinale, on pourrait dire que la débâcle n'a pas eu lieu.

En palpant la partie inférieure de l'abdomen, on sent une tumeur rénitente donnant la sensation d'une vessie distendue, mais la malade ayant uriné librement, on doit rejeter l'hypothèse d'une rétention d'urine dans le réservoir vésical.

La percussion révèle à la partie inférieure de l'abdomen une matité dont la forme et l'étendue correspondraient à une vessie distendue remontant jusqu'à l'ombilic.

En faisant le toucher vaginal, on sent le col utérin projeté en avant et presque appliqué contre les pubis. Le cul-de-sac postérieur est rempli par une masse volumineuse, rénitente et tendue dont le volume est à peu près celui d'une tête fœtale. Cette masse remplit l'excavation et c'est elle évidemment qui refoule l'utérus en avant.

En faisant le palper abdominal combiné au toucher vaginal, on se rend compte d'une manière très nette que l'impulsion donnée à la tumeur abdominale se transmet dans le cul-de-sac vaginal postérieur; on a entre les mains une tumeur liquide, rénitente, assez tendue, qui fait faire le diagnostic de kyste de l'ovaire.

Il existe donc un kyste de l'ovaire de volume moyen, plongeant par sa partie inférieure dans l'excavation et remontant par sa partie supérieure jusqu'à 2 ou 3 centimètres de l'ombilic. L'examen de cette tumeur kystique n'est à peu près pas douloureux. Comme cette tumeur n'est pas très volumineuse et n'est pas très tendue, comme elle plonge dans l'excavation sans la remplir, il ne paraît pas probable que cette tumeur soit la cause de l'obstruction intestinale qu'elle produirait par compression.

Au-dessus de l'aine droite et vers sa partie moyenne, dans un point correspondant au canal inguinal, on sent une tumeur dure du volume de la moitié d'un œuf, tumeur qui fait bomber à ce niveau la paroi abdominale, de façon à être perceptible à la vue. Lorsqu'on presse sur cette tumeur, on la refoule à peine, mais on ne la réduit pas. Toute pression à ce niveau est particulièrement douloureuse et arrache des plaintes à la malade. Celle-ci raconte d'ailleurs très nettement que c'est à ce niveau qu'ont apparu, au début de l'affection, les douleurs précédemment signalées.

La tumeur ainsi perçue dans l'aine droite ressemble donc à une hernie, toutefois elle n'est pas sous-cutanée et donne l'impression d'une hernie inguinale interstitielle. En admettant l'hypothèse d'une hernie, il semblait naturel de rattacher à cette tumeur inguinale les phénomènes d'obstruction intestinale observés.

M. Auguste Pollosson se décida alors à diriger son intervention du côté de cette tumeur inguinale. Une incision de 8 à 10 centimètres fut faite à ce niveau parallèlement à l'arcade crurale. On constata le bombement de l'aponévrose du grand oblique au niveau du trajet inguinal. La paroi aponévrotique étant incisée, la tumeur fut nettement sentie mais recouverte encore par le péritoine, elle ne présentait évidemment pas les caractères d'une hernie. Le péritoine fut incisé; on reconnut alors que la tumeur qui faisait bomber ainsi la région inguinale était représentée par la corne droite de l'utérus. Cet organe projeté en avant et à droite venait faire une saillie dans la région opératoire.

La main fut introduite pour explorer. On constata que le corps utérin de volume normal était projeté en avant et à droite; en arrière de lui, on sentit nettement la tumeur kystique rénitente qui avait été diagnostiquée; c'est elle évidemment qui déplace l'utérus. Les doigts peuvent d'ailleurs être insinués derrière l'utérus entre sa face postérieure et la face antérieure du kyste: en explorant le bord postérieur de l'utérus et en se dirigeant du côté gauche, on atteint aisément la corne gauche de l'utérus à laquelle fait suite la trompe et l'on sent en même temps l'ovaire gauche; quant à la corne droite, celle qui venait bomber dans la plaie, elle semble de prime abord complètement dépourvue de trompe et d'ovaire. Toutefois on constate, vers la partie postérieure de cette corne droite, un boyau cylindrique de couleur violacée présentant presque le volume d'une anse d'intestin grêle; ce boyau remontait dans une direction verticale et l'on atteignait difficilement son extrémité supérieure: son extrémité inférieure venait adhérer par une portion étranglée à la partie postérieure de la corne droite de l'utérus.

On se demanda un instant s'il ne s'agissait pas d'une anse

intestinale congestionnée adhérente à la corne utérine ; mais en insinuant sa main plus profondément dans une direction ascendante, M. Auguste Pollosson constata que le boyau violacé remontait verticalement à une hauteur d'environ 10 centimètres, et venait adhérer à la partie antéro-latérale de la masse kystique, un peu à droite et au-dessous de la région ombilicale. C'est à ce moment seulement et après cette exploration que le diagnostic fut fait. Le boyau violacé et gonflé représentait évidemment la trompe droite ; par sa partie supérieure, il venait se mettre en rapport avec le kyste développé aux dépens de l'ovaire droit, et la partie inférieure étranglée et presque sectionnée, qui venait adhérer à la corne droite de l'utérus, représentait le point où s'était faite la torsion. Quant aux phénomènes de pseudo-obstruction, ils s'expliquaient évidemment devant la constatation de la torsion du pédicule de ce kyste ovarien. L'indication se posait d'enlever ce kyste de l'ovaire.

Malheureusement, l'opération avait lieu à la campagne, dans un milieu mal installé, et, d'autre part, on n'avait pas sous la main les instruments nécessaires pour une ovariotomie : on n'avait notamment aucun instrument permettant de réduire le volume du kyste. M. Auguste Pollosson procéda alors de la manière suivante : Il agrandit d'abord l'incision primitive parallèle à l'arcade crurale, puis sur le milieu de cette première incision, il fit tomber une seconde incision perpendiculaire à la première, dirigée du côté de l'ombilic ; il sectionna aussi les muscles de la paroi abdominale jusqu'au bord externe du muscle droit. Il obtint ainsi une incision en forme de T, par laquelle il s'agissait de faire sortir le kyste, sans avoir à le réduire. La main fut insinuée sur sa face postérieure, et dans cette position fit effort pour amener le kyste vers la plaie et le luxer au dehors. Cette manœuvre n'était pas sans difficulté, l'ouverture étant un peu trop étroite pour laisser passer le kyste. Heureusement, pendant ces efforts, la poche principale se creva du côté de la plaie et une abondante quantité de liquide noirâtre fit irruption au dehors ; il fut alors facile d'attirer rapidement à l'extérieur la poche principale ainsi réduite, à laquelle faisait suite une seconde poche du volume d'une tête de fœtus. Cette seconde poche représentait la masse qui plongeait du côté de l'excavation. Le pédicule fut alors sectionné au niveau où s'était faite la torsion. On fit un plan de sutures péritonéales et musculaires pour reconstituer autant que possible la paroi abdominale sectionnée; puis quelques points de suture cutanés furent placés; toutefois on ne fit que d'une manière incomplète la fermeture de l'incision abdominale, et dans la région inguinale, au niveau où bombait la corne utérine, la paroi abdominale fut laissée ouverte à ce niveau; la corne utérine droite fut laissée en place, et, derrière l'utérus, dans le cul-de-sac rétro-utérin, furent glissées des mèches de gaze aseptique, qui venaient sortir vers la plaie inguinale. Cette conduite fut suivie par prudence. L'opération ayant été faite dans des conditions d'asepsie, qui ne paraissaient pas parfaites, il sembla plus prudent d'établir ainsi un drainage analogue au drainage de Mikulicz, pour cloisonner le champ opératoire et pour permettre aux sécrétions péritonéales de s'écouler au dehors.

Examen de la pièce. — L'ensemble du kyste a une forme bilobée, la couleur de la surface externe est ardoisée ou noirâtre il n'existe pas d'adhérences. La poche qui s'est rompue présente des parois de l'épaisseur d'un doigt, de couleur noirâtre, ecchymotique, infiltrée de sang; la seconde poche ouverte laisse écouler un liquide noirâtre, hématique, et ses parois présentent un épaississement et une infiltration de sang noirâtre semblable à ce qu'on a vu sur la première poche.

La trompe est également œdématiée et gonflée par des infiltrations sanguinolentes; son volume est considérablement augmenté et est au moins égal à celui de trois doigts réunis.

La torsion paraît s'être faite en un point très limité de façon que la trompe tuméfiée se rétrécit brusquement au niveau de l'utérus et présente en ce point un aspect semblable à ce que l'on produirait par une constriction violente au moyen d'un fil.

L'examen histologique n'a pas été fait.

Guérison.

BIBLIOGRAPHIE

Ribbentropp. Preuss Vereinsz, 1826, n° 1.
Rokitansky. Wiener allgm. med. Zeitg., 1860, n° 4.
Turner. Edimb. med. J., février 1861.
Heschl. Wiener allgm. m. Zeit, 182, n° 21.
Klob. Obst. Zeitch., 1865, n° 18.
Rokitansky Obst. Zeitg. f. pr. med,. 1865, n° 7.
Spencer-Wels. Mal des ovaires, 1865-72.
Tait. Edimb. med. J., 1869.
Barnes. London obst. transact. XI, 1870.
Kœberle. Gaz. med. Strasbourg, 1874.
Thornton. Lancet, 1875.
Freund, Berl. Kl. Woch., 1877.
Kœberle. Gaz. med. Strasbourg, 1878
Vercoutre. Annales de méd. militaire, 1879.
Gallez. Bruxelles, 1879.
Schrœder. Berlin klin. Woch., 1780.
Thornton. Th. obt. soc. of London, 1881.
Duplay. Soc. de chirurgie, 1881.
Aronson. Zurich, 1882.
Hue. Thèse de Paris, 1883.

Thornton. Th. obst. S. of London, 1883.
Veit. Zeitsch. f. Gyn., 1883.
Heurtaux. Arch. tocol., 15 mai 1886.
Olshausen. Tumeur des ovaires. p. 106. (Deutsche Chirurgie. Biblioth. et Luecte.)
Péan. Cliniques chirurg. de l'hôp. Saint-Louis, 1886.
Parizot. Th. de Doctorat, Paris. 1886. De la torsion du pédicule des kystes de l'ovaire.
L. Tait. Traité des maladies des ovaires. Traduct. franç. par Olivier, 1886.
Terrillon. Rev. de chirurg., 1887.
Monod, Reboul et Valat. Soc. anat., 1887.
Terrillon. Congrès français de chirurg., 1887.
Dudon. J. de med. de Bordeaux, 1887-8.
Schwartz. Bull. et mém. Soc. obst. et gyn. de Paris, 1888.
Smith. Brit. med. J. London, 1888.
Matlakowsky. Gaz. lek. Warzawa, 1890.
Mouls. Thèse de Doct. Contribut. à l'étude de la torsion du pedi. des kystes de l'ovaire, Paris, 1890.
Duplay. Gaz. des hôpitaux, Paris, 1891.
Boursier. Cong. franç. de chirurg., Paris, 1892.
Gallez. Bull. Acad. roy. de med. Brux. 1893.
Boiffin. Arch. prov. de chirurg., Paris, 1893.
Simpson. Edimb. med. J., 1894-5.

TABLE

Lyon. — Imp. Pitrat Aîné, A. Rey Successeur, 4, rue Gentil 1130

[illegible] — Imp. Pitrat Aîné, A. Rey Successeur, 4, rue Gentil — 5138

www.ingramcontent.com/pod-product-compliance
Ingram Content Group UK Ltd.
Pitfield, Milton Keynes, MK11 3LW, UK
UKHW021014200726
13857UKWH00004B/1437

9 782013 561709